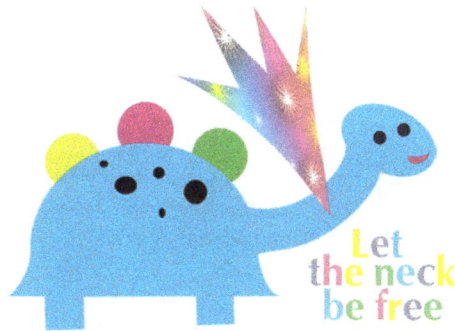

Matéhaksamim
Sihirli Değnek Öğrenme Yönü

Liora Dvash

Let
the neck
be free

Matéhaksamim®

Matéhaksamim - Sihirli Değnek
Liora Dvash

Tasarım: Romit Dorot Berger

Liora Dvash, P.o.b. 28369, Kudüs 9128301, İsrail
Tel: +972-2-5618567   Cell: +972-50-6827035
matehaksamim@gmail.com   lioradvash@gmail.com

www.matehaksamim.com

Israel, 2017
ISBN 978-965-7758-13-7

ilk basım Sao Paolo, Brezilya, Aralık 2015

Matéhaksamim
Sihirli Değnek Öğrenme Yönü

Liora Dvash

lütfen bunu bir
sürüm olduğuna
dikkat buyurunuz

Sen

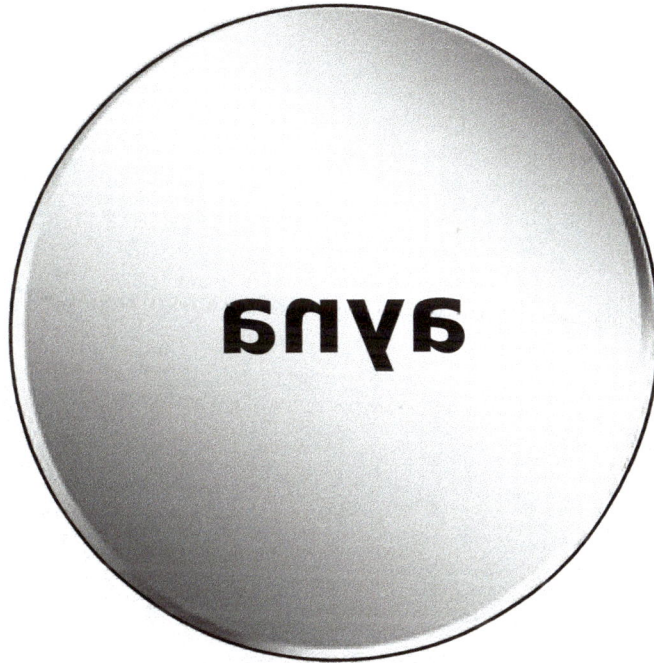

Ben

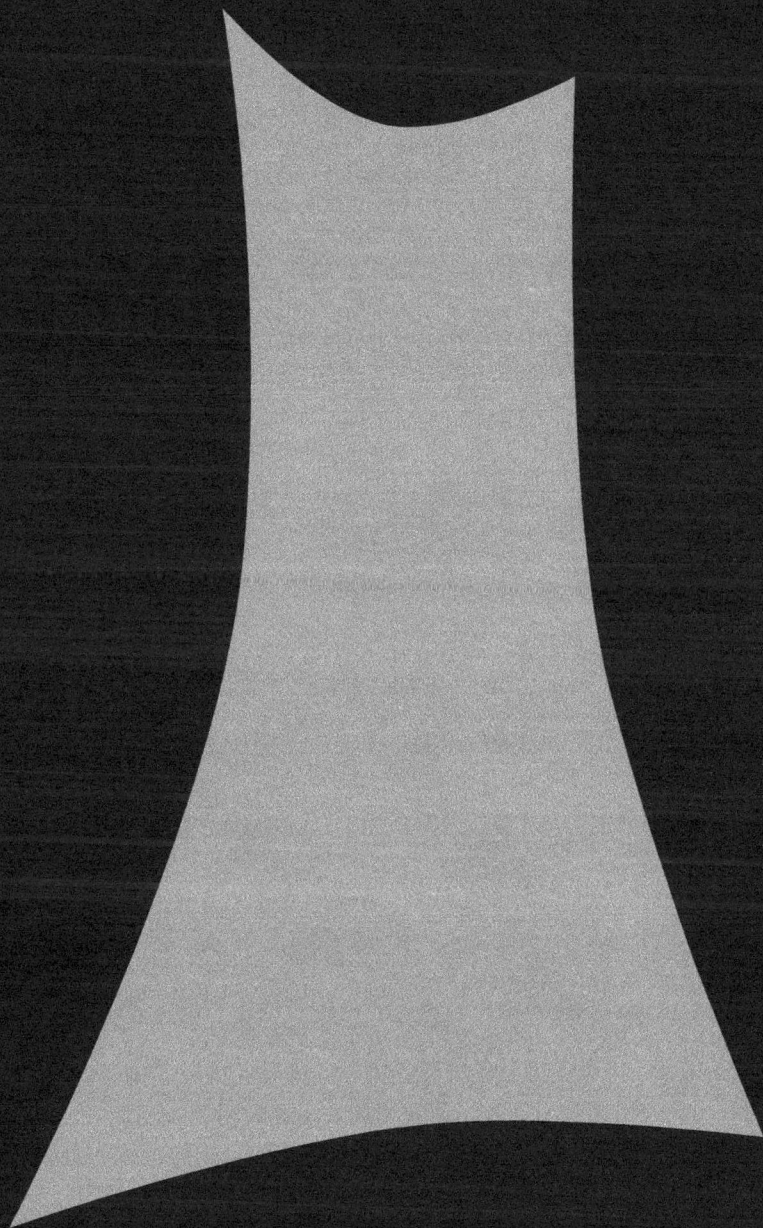

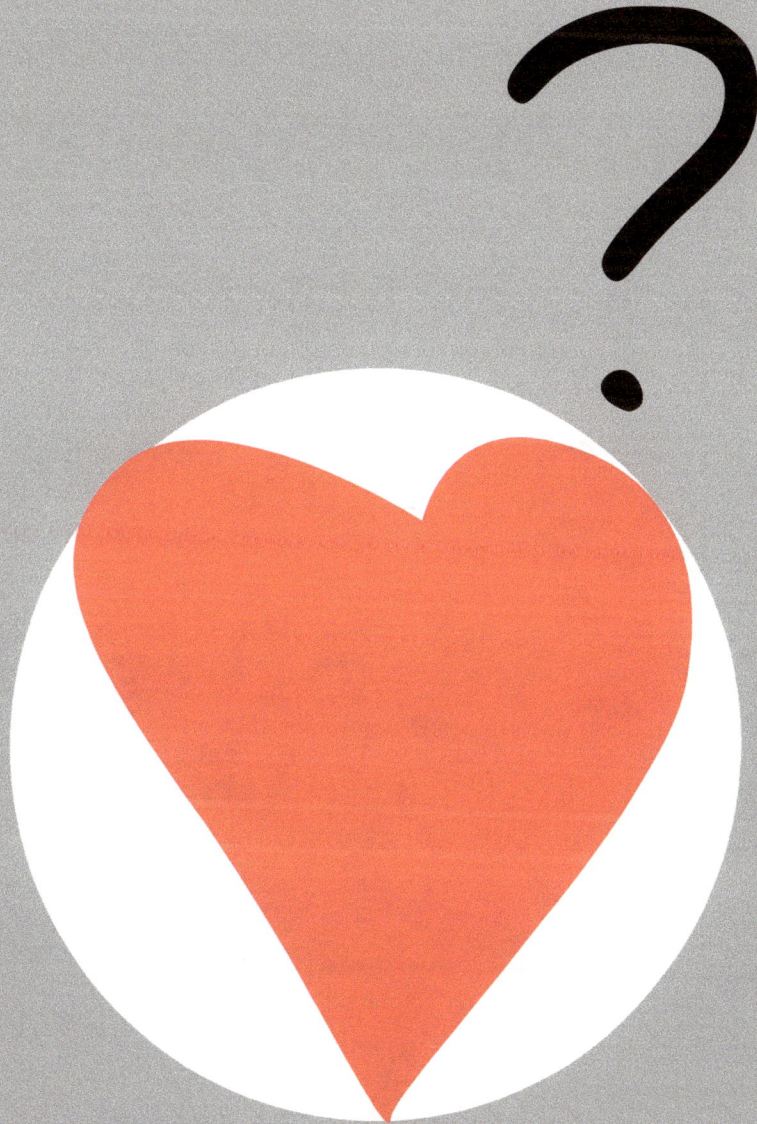

birleştirecek
bir şey
arıyoruz

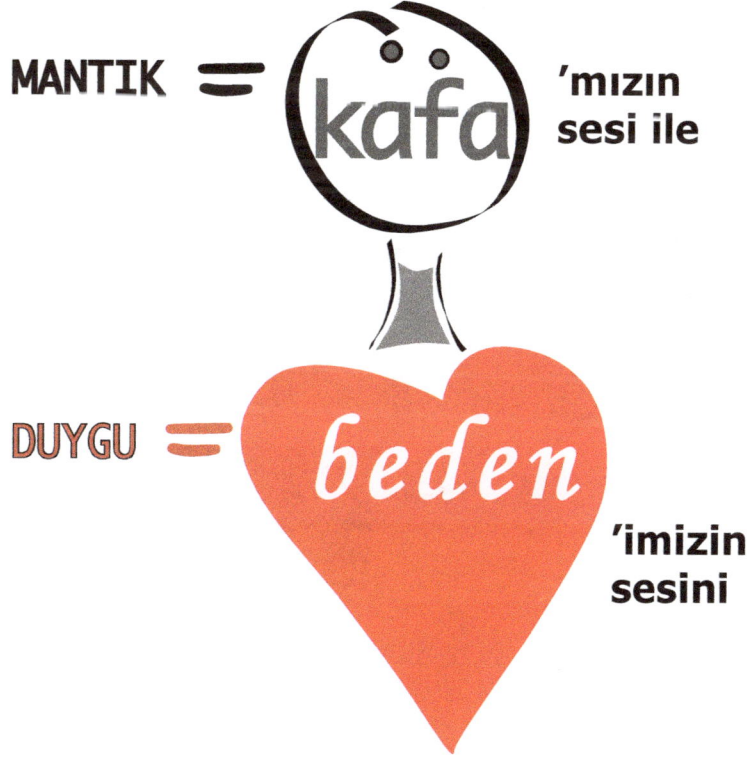

MANTIK = kafa 'mızın sesi ile

DUYGU = beden 'imizin sesini

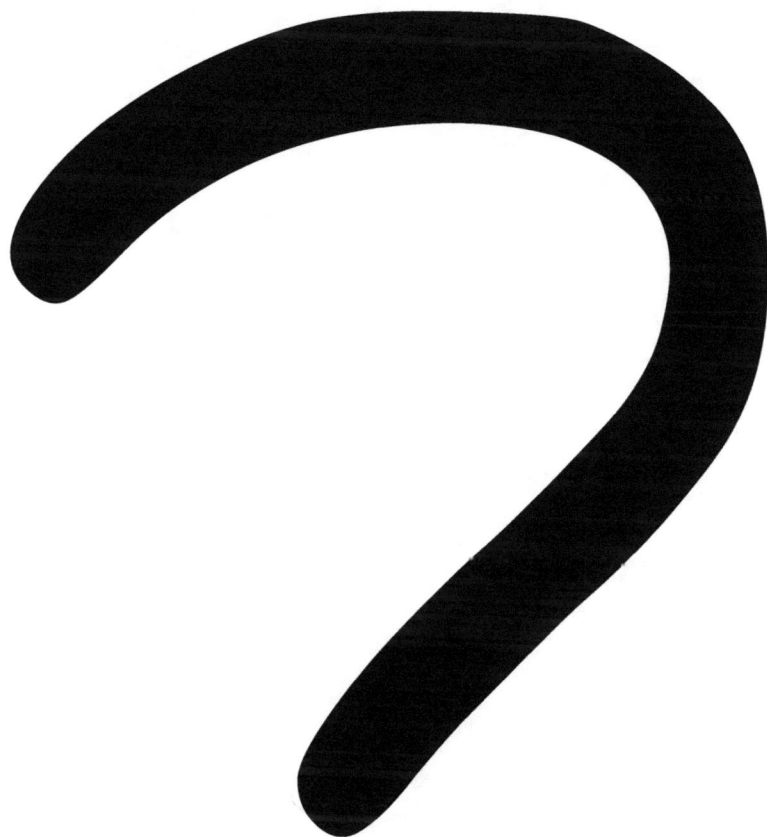

9

eğer

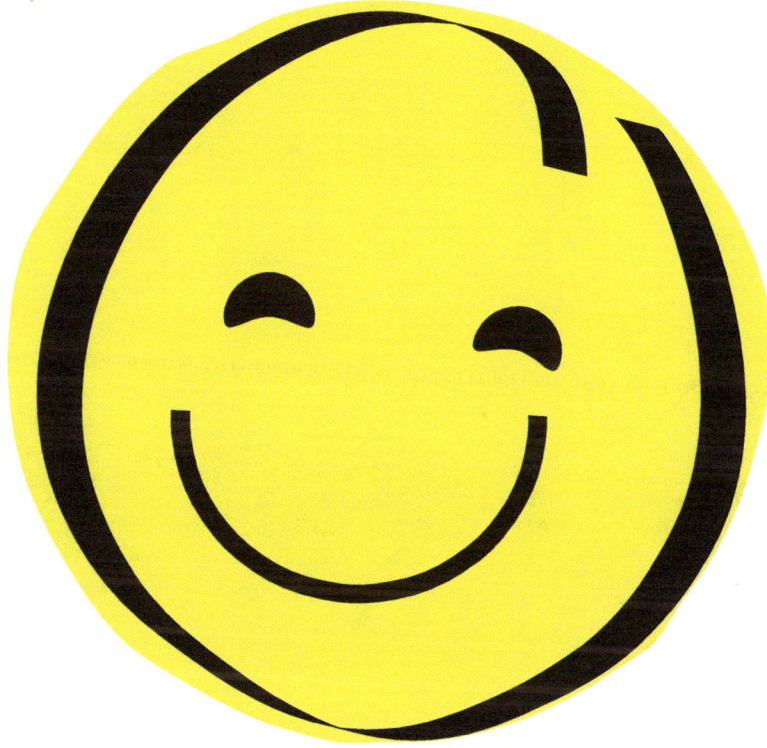

bu üzücü olmasaydı
komik olurdu

çünkü

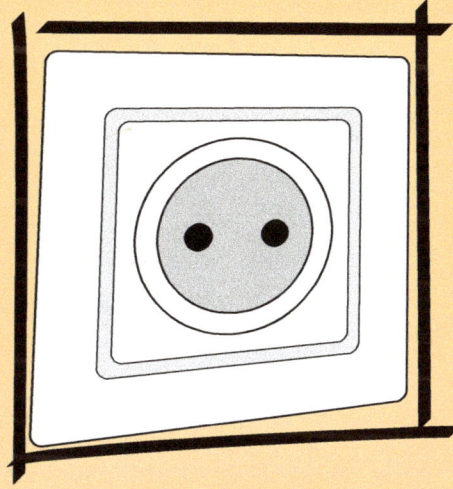

Sanki bir tek prizimiz
varmış gibi,

hangisini takardık

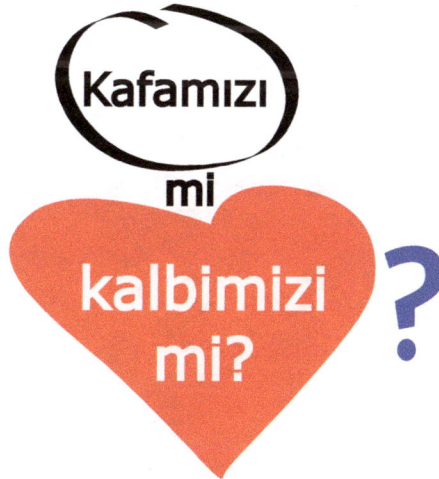

Kafamızı
mi

kalbimizi
mi?

Hatta,
daha
da
garibi

(ve karşınızda
Alexander'ın en
önemli keşfi...)

eğer bir şeyi tamir etmeye çalışırsam

(başka bir alet çantam olmadan)

daha çok! bozarım ✕

alışkanlığın gücünü fark etmek

(Alexander robot
fenomenini inceledi)

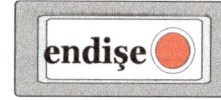

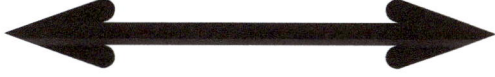

fikir

ayrılığını deneyimleme
değişimi deneyimleme
becerisi ve aynı anda

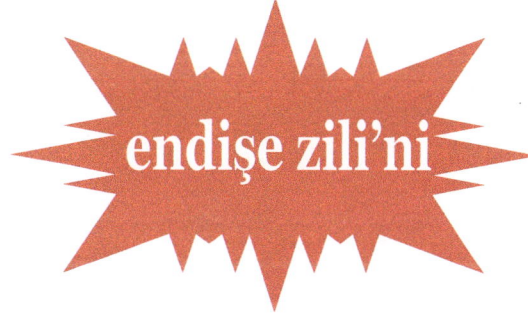

endişe zili'ni

çal
ve bekle

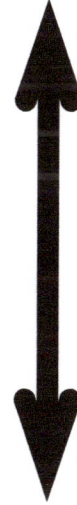

Büyük Korku

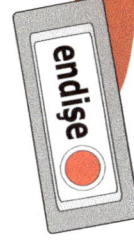

hatayı farkedip

kesinlikle

hiçbir şey?!!

yapmamak

• • • • •

Hepsi tersten!

Korkuyorum yine de

eski alet çantamı

kullanmayı

bırakacak kadar cesurum

17

ÜÇ BİLGE MAYMUN:

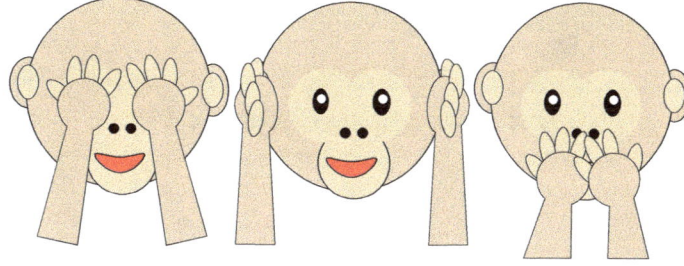

GÖRMELİ

DUYMALI

SÖYLEMELİ

miyim?

Muhtemelen evet...
belki de Hayır!!

19

Şimdilik
Kararım
"Yap-mama"!

Kural 2:

Alexander buna

Kendine engel olma
ve
Yap-mama
diyor

slayt 1

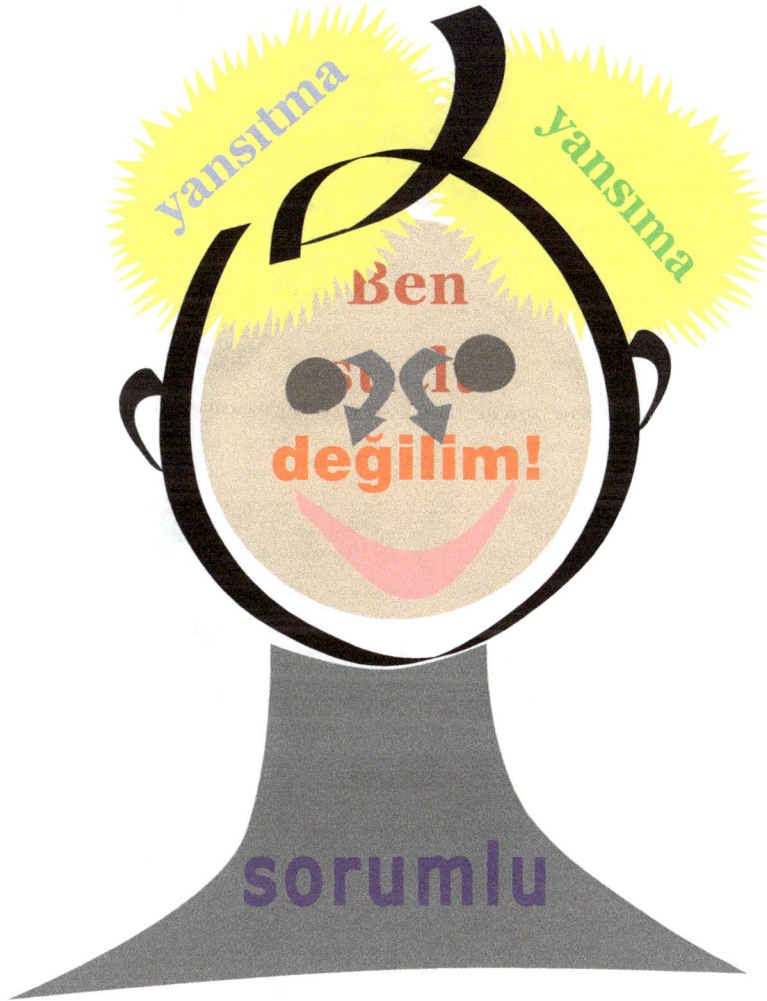

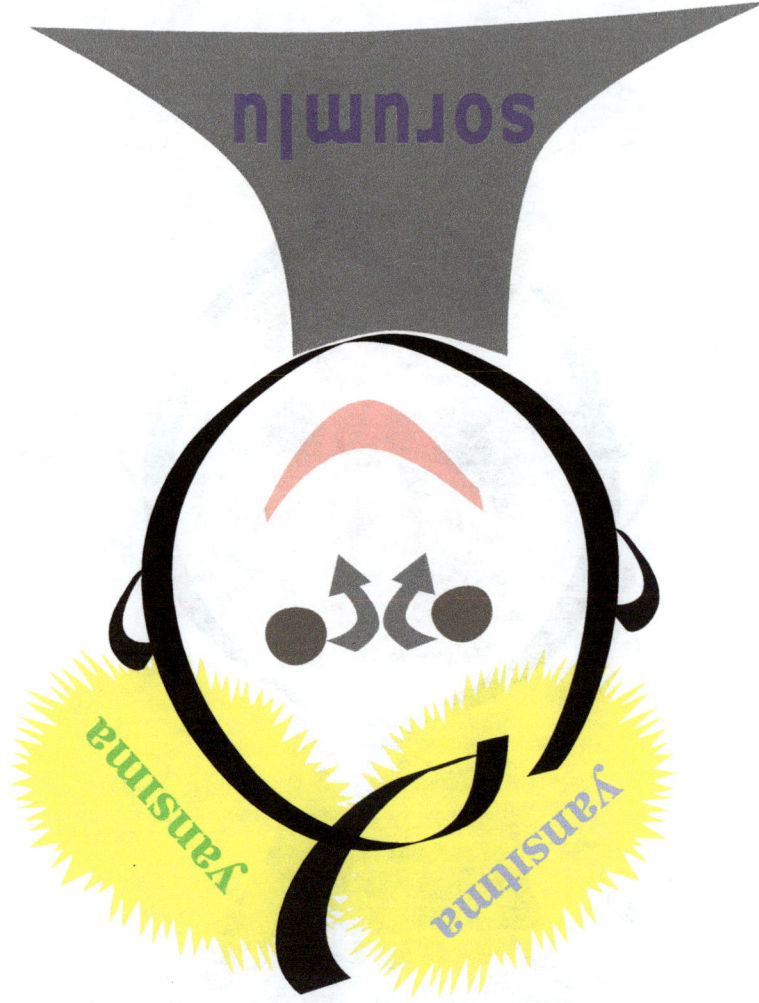

açık slayt

yansıma

yansıma

sorumlu

temel

Ben
suçlu
değilim!

Anahtar:

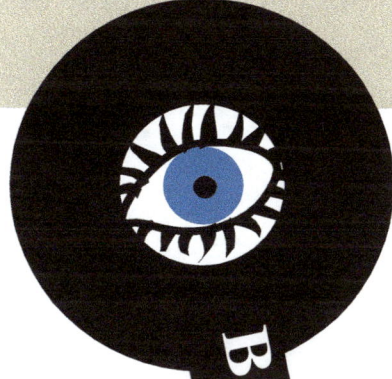

Bakış açını değiştir

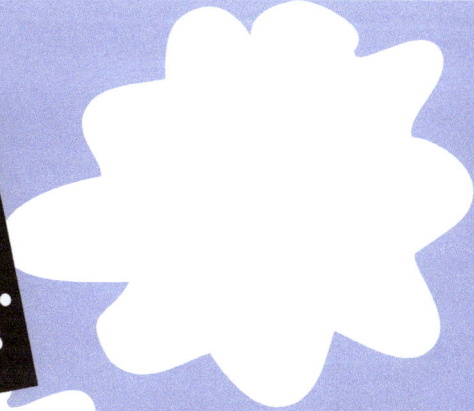

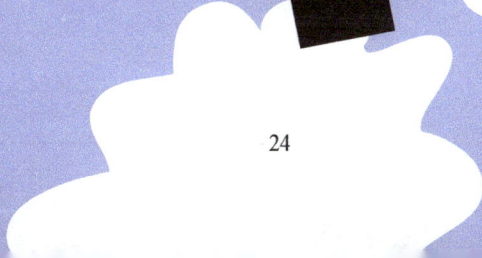

Kural 3:

Alexander anladı ki

duyusal farkındalığı hatalı

Ve şimdi,

Zamanın
Sırrını
keşfetme
zamanı...

gizli geçit burada

başka bir zamana

bilinmeyen bir
diyara açılan
köprü

çünkü

duygu ← **Geçmişin** dili

mantık **Geleceğin** dilidir →

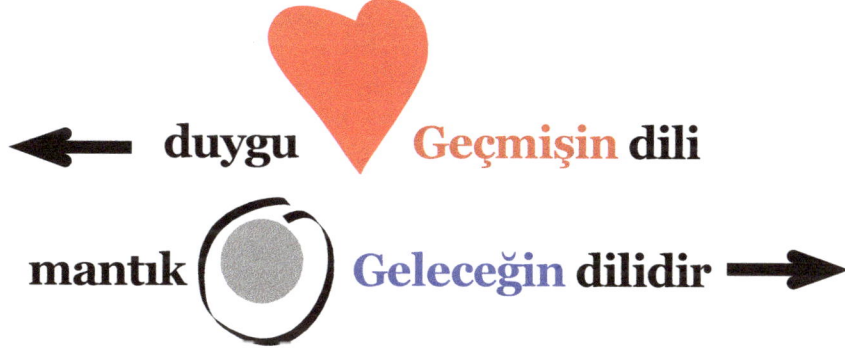

Eğer öyleyse,
Şimdinin
dili
nedir??

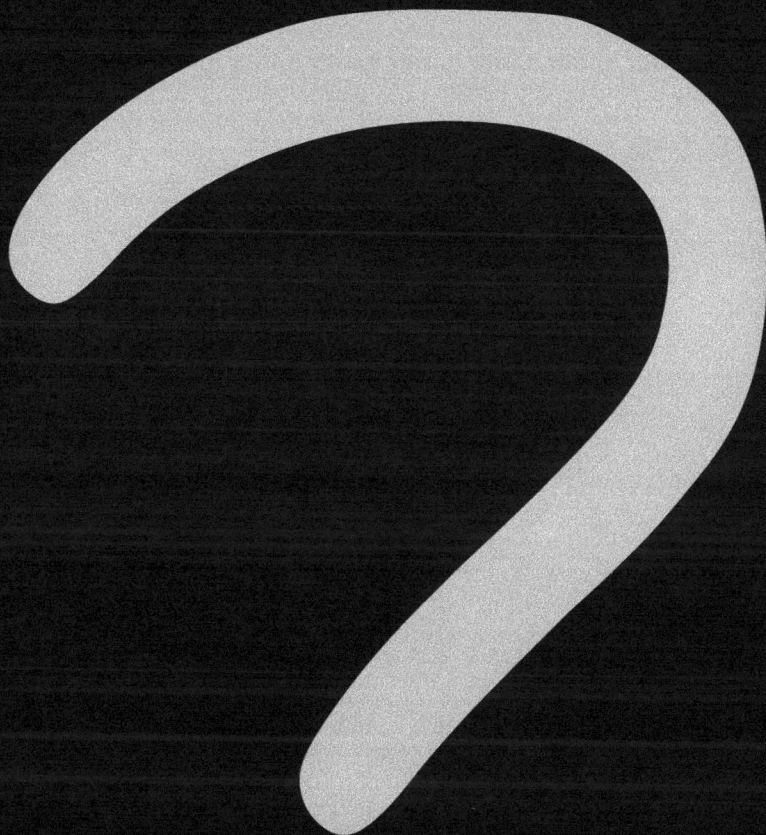

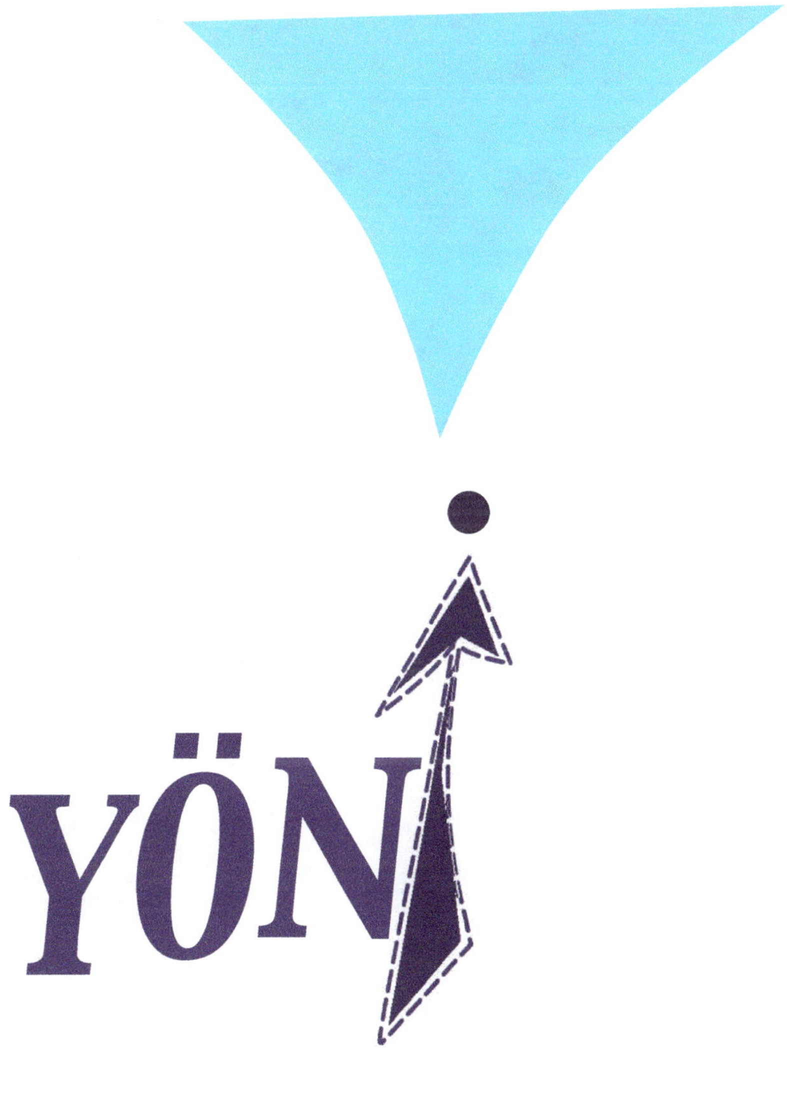
YÖN

*

[YÖN

hareket

değildir!]

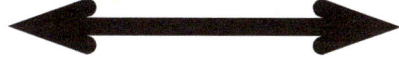

Bedenimizin

**karşıt
yönleri vardır**

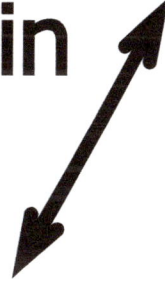

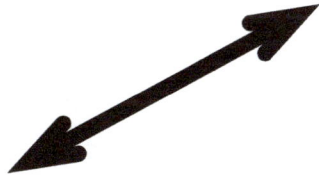

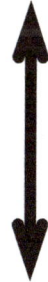

Yerçekimi

denge ve

Karşıt Yerçekimi

Bedenimizde

ÖZGÜRLÜK

isteriz
gerilim değil

Genleşme
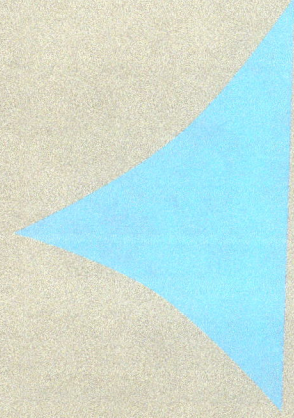
isteriz.

YÖN

‖
teklik
=
boyundaki

odak
noktasından,
saf bir
iç-hareket
Mantık
ve
Kalbi
Birliğe

Bağlıyor

Bu
Bilinçlilik
Tüneli

olmalı

İmgele....

boyundan

geçen gizli bir geçit

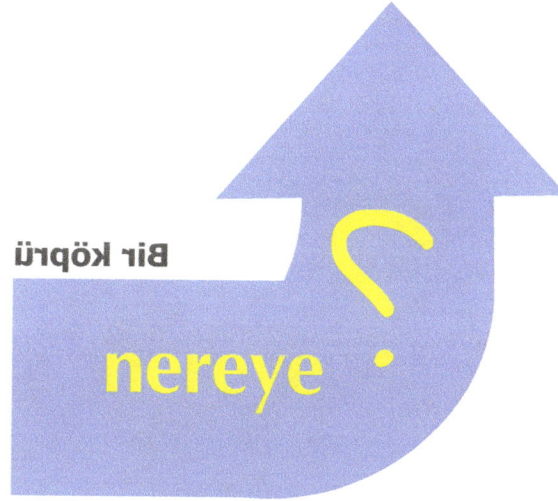

Bir köprü

nereye ?

İleri

ve yukarı

(robotik etki alanından çıkış)

Yön

dili doğrudan
öğretmenden
öğrenciye aktarılır

Eğer
öğretmenin
yönü
belirsizse,
bu belirsizlik
de öğrenciye
geçer.

Yönlendirmenin
dili kelimelerin de
ötesinde, gerçek

içsel YÖNELME'nin

nakledildiği mutlak
bir dildir.

Asıl Şey

Sonuç olarak,

Eğer BU

gerçekten

bendeyse,

onu

başkalarına da

aktarabilirim

Kural 4:

Yön
Gösterme

Boynun
serbest
kalsın...

Her defasında

boyuna

geri döneriz-

bu BİZİM

Yönelme

odağımızdır

Alexander buna

B
O
Y
U
N

asıl
denetim
Diyor.

Boyun
bir
görünen
ve
görünmeyen
kıvılcımlar

demeti kazanır

*

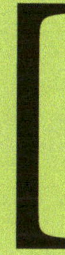

[Bu «kendine engel olma» Sonucu alınan ve biriken sihirli enerji olabilir mi?]

(Atomik Güç)

Ve
aniden...

Nefes Nefes Nefes
Nefes Nefes Nefes
Nefes Nefes Nefes

Bilinmeyen bir diyara giriş

Her şey

Mümkün

Oluyor

Çünkü
boyun
şimdi

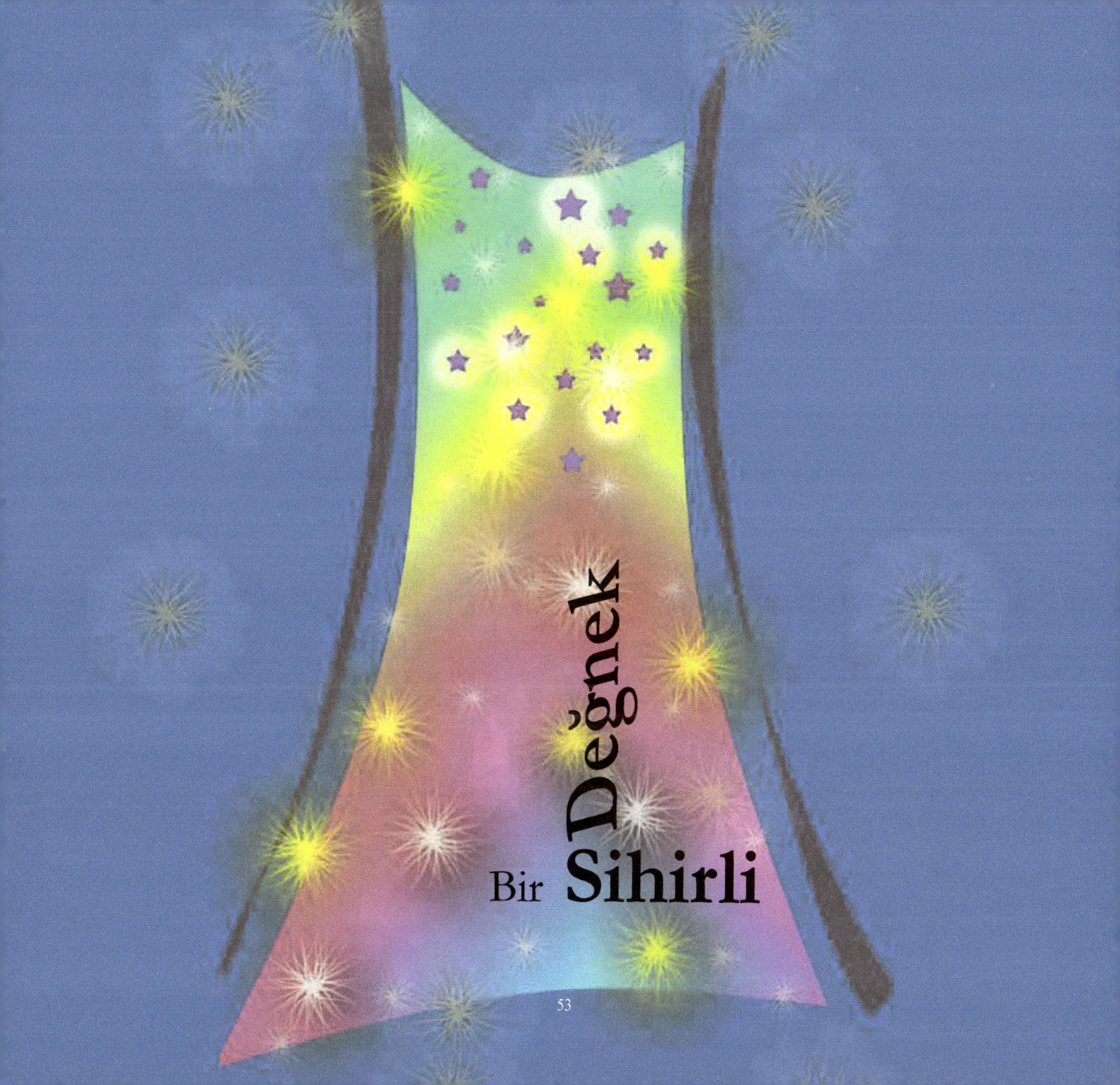

Bir Sihirli Değnek